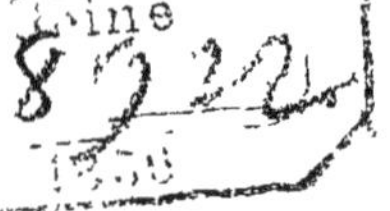

NOTICE

SUR

DE NOUVEAUX COMPOSÉS

DU SUCRE

AVEC

LE GOUDRON, LA TÉRÉBENTHINE, LES BOURGEONS DE SAPIN ET LE TOLU,

FORMANT LA SÉRIE

DES SIROPS OLÉO-RÉSINEUX,

PAR M. E. DUBLANC FILS,

PHARMACIEN,

Successeur de M. Garot.

PARIS,

IMPRIMERIE D'ALEXANDRE LEBON,

Rue des Noyers, 8.

—

1856.

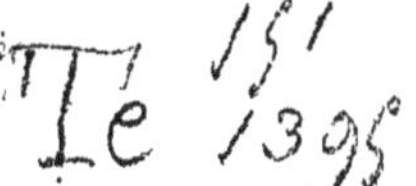

NOTICE

SUR

DE NOUVEAUX COMPOSÉS

DU SUCRE

AVEC

LE GOUDRON, LA TÉRÉBENTHINE, LES BOURGEONS DE SAPIN ET LE TOLU,

FORMANT LA SÉRIE

DES SIROPS OLÉO-RÉSINEUX.

Si l'esprit d'observation et d'analyse, remplaçant la tendance aux innovations, voulait descendre à l'examen sérieux des préparations pharmaceutiques, de combien de ressources encore ignorées la médecine ne s'enrichirait-elle pas? Malheureusement la routine, les difficultés, la nouveauté même laissent souvent passer des formules incomplètes ou vicieuses.

Considérant, par exemple, l'importance que le goudron, les bourgeons de sapin, la térébenthine et le tolu prennent chaque jour dans la thérapeutique, comment ne pas être étonné de la trouver si pauvre, en formules exactes et précises, pour les médicaments qui sont fournis par ces substances et qui doivent les représenter.

Avec des corps aussi riches en propriétés actives, en présence de tant de maladies graves qui nécessitent leur emploi, quelles préparations le médecin a-t-il sous la main? est-ce l'eau ou le sirop de goudron, l'essence ou le sirop de térébenthine, est-ce la tisane ou le sirop de bourgeons de sapin, est-ce enfin le sirop de tolu?

Mais étudiez leurs préparations, leur composition, leurs effets, et vous connaîtrez l'incertitude, la faiblesse de ces médicaments. Interrogez chaque praticien, et vous verrez quelle confiance il accorde à ces agents qui, pour lui, devraient être positifs et certains puisque l'action de leurs éléments est positive et certaine.

La raison d'être d'un médicament réside dans les propriétés véritables dont il jouit, dans la mesure exacte de ces propriétés, dans la facilité de son emploi, dans les ressources qu'il offre au médecin pour la science, au malade pour la guérison.

Pour qu'un médicament soit placé au premier rang dans la pratique médicale, il doit remplir plusieurs conditions essentielles: d'abord, avoir pour bases des substances de premier choix, les représenter exactement dans les proportions les plus fortes sans altération, sans adjuvant nuisible, renfermer ces éléments toujours en quantités déterminées, qui permettent d'en régler l'usage suivant la constitution, suivant le besoin; offrir, enfin, dans ses qualités physiques, tout ce qui peut faciliter son administration.

Si l'on applique toutes ces conditions aux préparations ayant pour bases les résines et les oléo-résines nommées plus haut, on aura une idée de leur juste valeur.

Le peu d'efficacité du sirop de goudron, de térébenthine, de bourgeons de sapin et de tolu a si bien été appréciée que depuis longtemps on s'est efforcé de changer leurs préparations pour améliorer leurs effets. Un nombre infini de formules répandues dans les ouvrages démontrent toutes cette nécessité. Celles-ci, employant l'alcool comme dissolvant des résines, ont méconnu les indications même du sirop qui rejette toute substance irritante, comme pour le sirop de bourgeons de sapin et de tolu; celles-là, faisant intervenir des réactions chimiques altèrent la substance pour la rendre soluble, comme pour l'hydrate de térébenthine ; d'autres, ne prenant que l'essence, laissent de côté la résine dont on ne saurait méconnaître l'influence active. Ajoutez enfin que dans toutes ces formules, les doses sont toujours faibles, indéterminées, et l'on pourra juger si les difficultés ont été franchies, la question résolue.

Toutes ces réflexions avaient frappé mon attention alors que déjà je préparais ces médicaments à la Pharmacie centrale des hôpitaux ; à cette époque, j'avais déjà commencé des essais qui n'ont pu atteindre leur but qu'après une plus longue expérience et l'aide des observations

Il y a donc longtemps, que travaillant ces quatre préparations oléo-résineuses, j'ai résolu de les amener à représenter tout ce qu'on peut attendre de médicaments ayant des principes aussi précieux pour le médecin et remplissant toutes les conditions énoncées, qui, en un mot obtenues par un procédé opératoire spécial, constituent désormais une classe de produits nouveaux, aussi bien par leur nature que par leur efficacité.

Avant de terminer cet exposé, que j'ai cru nécessaire pour expliquer le point de départ, l'avantage et le résultat des recherches qui vont suivre, je dois témoigner toute ma reconnaissance aux médecins distingués qui ont bien voulu encourager, approuver mes essais. S'il ne m'est pas permis de prononcer ici leur nom, qu'ils sachent au moins que leur bienveillance et leurs conseils m'ont fait atteindre le but.

DES RÉSINES, OLÉO-RÉSINES ET BAUMES.

Caractères généraux des Sirops Oléo-résineux.

Les oléo-résines, proprement dites, sont des résines tenues fluides par la grande quantité d'essences qu'elles renferment, comme la térébenthine, le goudron.

Les résines, toutes sèches qu'elles sont, retiennent encore une partie de leur essence qui peut être séparée par la distillation, comme pour les bourgeons de sapin.

Les baumes sont des résines plus de l'acide benzoïque qui, volatil comme l'essence, l'accompagne toujours pendant les opérations qu'on doit leur faire subir, tel est le baume de tolu.

Quoique la classification moderne ait assigné à chacun de ces corps une place particulière, j'ai cru pouvoir me servir de l'ancien ordre favorable à mon travail, et former par extension de ces quatre substances une série de sirops appelés oléo-résineux, liés entre eux par des rapports intimes de compositions, de préparations et de propriétés.

Caractères généraux de ces Sirops.

Les sirops oléo-résineux tiennent en dissolution complète et sans aucune altération des quantités très-fortes de principes actifs, quantités toujours fixes, identiques, pondérables, sans dissolvant nuisible. Leur saveur est franche, aromatique, sans arrière-goût désagréable, leur administration est simple, facile, supérieure en cela à l'emploi fatiguant des tisanes ; pouvant être mis à la portée de tous les malades par le dosage de leurs éléments ; leur adjuvant est l'eau simple, le lait ou quelque infusion aromatique, toujours en petite quantité ; leur action, enfin, est celle de la substance même prise à des doses qui ne se rencontrent pas dans les anciennes préparations.

SIROP OLÉO-RÉSINEUX DE GOUDRON.

On donne le nom de goudron au produit résineux qui découle de la combustion de bois particuliers. Celui dont la médecine se sert provient des pins et sapins qui ont servi à la récolte de la térébenthine. Les plus estimés viennent de Norwège, de Russie, et de Bordeaux pour la France.

Le goudron de bonne qualité doit être brun rouge, luisant, fluide, et non grumeleux, noir, épais (ce qui annonce une trop grande carbonisation), d'une saveur amère piquante, d'une odeur fortement aromatique. Sa composition beaucoup trop complexe pour être détaillée ici, se rapproche de la térébenthine, plus l'huile empyreumatique.

Préconisé dans les affections pulmonaires catarrhales et dans celles de la peau, le goudron s'administre à l'intérieur soit en eau, en sirop, en pilules même.

L'eau de goudron, qui est la forme la plus employée, le sirop n'en étant qu'un faible diminutif, peut-elle constituer un médicament véritable et commode? Mettant à part sa faiblesse de composition que nous comparerons en chiffre au sirop oléo-résineux, jugeons seulement son incertitude par la manière arbitraire avec laquelle elle est préparée et par le désagrément de son emploi.

Le soin de cette préparation est d'abord laissé au malade qui ne connaît ni la qualité du goudron, condition importante comme nous l'avons dit, ni la quantité d'eau qu'il lui faut employer. Cette eau, trop longtemps renouvelée, perd chaque jour de sa force, de sa propriété, et pour produire quelques effets, nécessite enfin un usage long, fatiguant et peu agréable. Est-ce bien là un traitement efficace en rapport avec la susceptibilité d'estomacs déjà malades, avec la gravité de la maladie? Est-ce bien là une préparation sur laquelle le médecin peut compter, qu'il peut diriger suivant les constitutions, suivant son expérience?

La difficulté ou la répugnance attachée à d'autres préparations ont pu seules maintenir cette médication.

Le sirop oléo-résineux de goudron est d'un emploi simple sans être fatiguant, il se concilie avec tous les tempéraments. J'ai pu voir les personnes les plus délicates le prendre sans répugnance et ressentir un soulagement rapide. Sa saveur un peu amère est très-aromatique, sans acidité, sans arrière-goût désagréable, ses qualités physiques prêtent toutes à son administration.

Il est d'un rouge foncé, transparent, limpide, d'une homogénéité que le temps ne peut détruire, entièrement soluble; ses principes actifs sont ceux de la substance première sans altération, à doses toujours constantes et définies.

400 grammes de goudron sont employés pour préparer chaque kilo de sirop.

Une once ou 30 grammes de sirop donnent par l'analyse 1 gramme 50 centigr. de goudron, se divisant en 1 gramme 30 centigr. de résine et 0,20 centigr. d'essence, sans tenir compte de celle que la résine retient et qui ne peut être évaluée.

La dose ordinaire est de 3 cuillerées à soupe par jour, dans une petite tasse d'eau, de lait ou d'infusé aromatique.

Résultat en chiffres.

La cuillerée à soupe est de 20 grammes; 3 cuillerées font 60 grammes, représentant : résine 2,60, essence 0,40; total, 3 grammes de goudron pouvant être administrés sans fatigue et sans dégoût.

Si nous passons ensuite à l'épreuve de dilution non moins décisive, nous trouvons que l'eau de goudron bien préparée, renferme un grain par once; le verre étant de 7 onces, représente 7 grains ou 0,35 cent. Supposant cette eau toujours la même, il en faudra 7 verres pour remplacer 60 grammes de sirop; ce qui revient à dire que 60 grammes de sirop remplacent, avec avantage, 6 à 7 verres de l'eau de goudron telle qu'on l'obtient par digestion.

SIROP OLÉO-RÉSINEUX DE TÉRÉBENTHINE.

La térébenthine est un suc oléo-résineux proprement dit, qui découle des incisions faites à diverses sortes de pins et de sapins On en distingue plusieurs connues sous le nom de térébenthine de Chio, de Venise, du Canada, de Bordeaux et celle de Strasbourg.

Cette dernière, qui doit être préférée, est molle, visqueuse, transparente, d'une belle couleur jaune, d'une odeur aromatique fortement citronnée, d'une saveur amère ; elle renferme plus d'un tiers d'une essence particulière, limpide, incolore, douce, agréable, aromatique sans âcreté ; qualités qui la placent bien au-dessus des essences médicinales ordinaires, à la saveur âcre, brûlante, à l'odeur désagréable.

La térébenthine, principalement employée dans les affections des voies urinaires, s'administre en résine, essence, pilules ou sirop, dont la préparation est une des plus délicates et des plus difficiles.

La formule généralement suivie est celle d'un des professeurs les plus distingués de nos hôpitaux, Elle donne un sirop dont l'aspect et le goût ne laissent rien à désirer. Mais la force et la fixité des principes volatils ne répondent pas assez à l'activité de la substance ; les quantités dissoutes approximativement admises sont dans la proportion de 1 p. 100.

Le sirop oléo-résineux de térébenthine satisfait à tous les caractères généraux indiqués.

Il est limpide, transparent, aromatique comme le sirop de limons, un peu amer, sans arrière-goût; il représente en quantités assez fortes et toujours dosées les qualités de la térébenthine. Enfin, la présence de cette huile volatile dont nous avons signalé la supériorité, rend son administration aussi facile que celle des autres essences est pénible et repoussante.

Pour chaque kilo de sirop je prends 200 grammes de térébenthine, doses qui m'ont toujours donné le meilleur produit.

Comme pour le sirop de goudron on prend trois cuillerées à soupe par jour, qui représentent 60 grammes. Chaque once renferme : résine, 0,60 ; essence, 0,50; valeur réelle, 2 grammes par jour.

Il faut ici remarquer ce qui existera pour tous les sirops, c'est que la résine dissoute retient encore une quantité d'essence que l'analyse ne peut déterminer, mais que la dégustation fait bien apprécier.

Ce sirop se prend avec une légère infusion aromatique au choix des médecins.

SIROP OLÉO-RÉSINEUX DE BOURGEONS DE SAPIN.

Les meilleurs bourgeons de sapin nous viennent de la Russie et du nord de la France. La résine dont leurs écailles sont enduites, exhale une odeur particulière de térébenthine : sèche, jaunâtre, friable comme la colophane, elle ne pourrait donc être régulièrement appelée oléo-résine et par conséquent entrer dans la série des composés dont je me suis occupé, si le sirop dont elle est la base ne renfermait, comme les autres, de la résine, de l'essence, et si ses propriétés, comme sa préparation, n'avaient avec eux une grande analogie.

Les bourgeons de sapin servent comme dépuratifs antiscorbutiques quelquefois aussi dans les affections des voies urinaires, on les administrait autrefois sous forme de pilules, avec l'extrait de teinture, de bière et de tisane. Toutes ces préparations ont été abandonnées aussitôt que les journaux de pharmacie eurent publié différentes formules de sirop. L'utilité d'un bon médicament a été dès-lors assez reconnue pour encourager les essais et les préparations particulières. Sans porter aucun jugement sur la valeur de médicaments que je ne puis connaître, je me bornerai à faire remarquer que si l'emploi de l'alcool, qui est généralement indiqué pour les dissolutions de résine et d'essence dans la préparation de ce sirop, n'offre rien de nouveau et de difficile, il a de plus l'inconvénient de ne pas s'accorder avec l'usage même du médicament.

Le sirop oléo-résineux de bourgeons de sapin tel que je l'obtiens est brun-jaune, transparent, d'une odeur et d'une saveur fortement aromatiques, rappelant celles des bourgeons de sapin pris en masse. Tous leurs principes y sont conservés intacts, et sans la présence de l'alcool. L'huile volatile qui s'y trouve est douce, assez agréable ; si les quantités en sont assez faibles elles sont du moins très-appréciables.

Les doses de bourgeons de sapin prescrites pour la préparation du sirop m'ayant paru beaucoup trop faibles pour donner les résultats désirables, j'ai voulu fixer les miennes sous un point de vue plus rationnel et établir un rapport nécessaire entre le sirop et les tisanes qui étaient ordinairement employées.

On trouve que la décoction prend 20 grammes de bourgeons pour 1,000 grammes d'eau ou 5 verres de tisane. Si l'on veut représenter chaque verre par 30 grammes de sirop, il faudra 4 grammes pour 10 ou 400 de bourgeons de sapin pour 1,000 de liquide, formant 3 kilos de sirop oléo-résineux.

En régularisant ainsi les doses de substances, j'ai pu donner au sirop une valeur comparative réelle et le mettre à même d'être utile en même temps que facile dans son emploi.

30 grammes de sirop oléo-résineux de sapin contiennent 1 gramme de matière active fixe et 0,10 centigrammes d'essence.

SIROP OLÉO-RESINEUX DE BAUME DE TOLU.

Le baume de Tolu vient en Amérique, aux environs de la ville de Tolu. Il découle naturellement du *myroxilum toluiferum*. A cette époque de son origine, il contient assez d'huile volatile pour être regardé comme une oléo-résine semblable à la térébenthine : sa consistance est d'abord molle, visqueuse ; la perte d'une partie de son essence soit par évaporation, soit par transformation en acide benzoïque le rend ensuite plus ferme, état dans lequel nous le recevons.

Les falsifications que la cherté de ce produit pousse quelquefois à faire, nécessitent un choix attentif. Le baume que l'on doit préférer est jaune-fauve, brillant, transparent, à cassure nette, se ramollissant dans la main, d'une odeur des plus suaves ; il en existe une autre espèce plus commune qui donne des préparations bien inférieures ; elle est en masse opaque, d'un roux-fauve, beaucoup plus molle. Son odeur moins délicate se rapproche de celle du styrax, et communique souvent au sirop une désagréable odeur de gaz.

Stimulant précieux dans les catarrhes chroniques, le baume de Tolu contient une grande quantité de résine de l'huile volatile et de l'acide benzoïque. Après une digestion prolongée, l'eau ne peut lui prendre que des quantités inappréciables de principes, qui suffisent cependant pour la saturer. L'acide benzoïque volatil, comme l'essence, s'en sépare avec la plus grande difficulté ; il est irritant, produit sur la gorge des picotements insupportables ; sa poudre provoque des éternuements douloureux. Dissout dans l'eau bouillante, il se précipite presque entièrement à froid : laissant 1/200, c'est à cette unique quantité qu'on peut attribuer les propriétés et la saveur du sirop. On comprendra comment, avec des éléments si faibles, le sirop de Tolu se trouve être un médicament si peu actif.

Parmi toutes les préparations pharmaceutiques, il n'en est guère pour lesquelles on ait proposé plus de formules et qui offre plus de variétés dans sa composition ; chaque officine a pour ainsi dire ses doses et son *modus-faciendi*. Des expériences répétées pendant un mois à la pharmacie centrale des hôpitaux pour décider sur la valeur réelle de tous ces procédés ont prouvé que le meilleur était encore celui du Codex. C'est donc lui que j'ai pris pour type et pour point de comparaison.

Le sirop de Tolu du Codex est limpide, incolore, d'une odeur et d'une saveur des plus agréables ; il représente toutes les bonnes qualités d'un sirop d'agrément, mais il possède fort peu celles d'un médicament, comme on a pu le voir par l'insolubilité des principes du baume.

Celui que je prépare suivant les doses du Codex, c'est-à-dire 125 grammes de baume pour 1,500 de sirop, est aussi limpide, mais bien plus aromatique et d'une saveur plus forte.

Pur, il produit une salivation instantanée dont les avantages pourront être appréciés par le médecin. Il représente exactement toutes les propriétés du baume sans l'addition d'alcool qui sert très-souvent aussi et à tort à cette préparation.

La nature du baume et la manière d'être de ses principes m'ont empêché de donner pour son sirop des chiffres aussi précis que pour les autres, mais l'expérience n'en a pas moins constaté sa supériorité.

Les quantités indiquées sont déduites du poids de la matière employée et de celui du résidu de l'opération. Quant à la différence comparative, elle a été élablie par a dilution.

300 grammes d'eau détruisent l'arôme de 30 grammes de sirop du Codex.

Pour la même quantité de mon sirop, il a fallu 450 grammes d'eau La proportion est donc de 1 à 10 pour le premier, et de 1 à 15 pour le second, ou un tiers plus forte. Différence qui se manifeste, *a priori*, par l'odeur et par le goût.

30 grammes de sirop tiennent en dissolution 0,60 centigrammes de matière active : résine, essence et acide benzoïque.

RÉSUMÉ.

Les sirops oléo-résineux de goudron, de térébenthine, de bourgeons de sapin et de tolu ont été préparés, comme on le voit, dans le but d'offrir aux médecins des médicaments énergiques et constants, dignes en tout des bases qu'ils représentent; de remplacer des préparations sans valeur ou douteuses par d'autres à doses fixes et déterminées, de faciliter enfin le traitement de maladies graves par une médication des plus simples.

La rapidité avec laquelle ils ont agi dans les expériences nombreuses qui en ont été faites, a prouvé que leurs principes depuis longtemps appréciés ne manquaient que de préparations propres à les manifester.

Les proportions de principes actifs ont été calculées par once et par cuillerée à soupe, comme devant le mieux s'appliquer à la pratique médicale et se fixer le plus facilement dans l'esprit.

La dose de trois cuillerées à soupe par jour, qui se trouve indiquée, ne saurait être prise que comme point de départ d'un traitement réglé par la volonté seule du médecin, ainsi :

Le sirop de goudron renferme, par once,		1,50 de résine et d'essence, ou 1 gramme par cuillerée à soupe.
Le sirop de térébenthine	—	1,10 de resine et d'essence, ou 0,75 par cuillerée à soupe.
Le sirop de bourgeons de sapin	—	1 gramme de matière fixe resineuse aromatique et 0,10 d'essence ponderable.
Le sirop de tolu	—	0,60 centigrammes.

Les propriétés, la préparation et la manière dont ces sirops ont été dosés, se trouvent détaillées dans l'article particulier à chacun, avec les explications nécessaires pour suffisamment démontrer leur valeur et tout le parti qu'on peut en tirer.

Désirant enfin rendre complète l'étude de ces médicaments que la théraupeutique acceptera comme sérieux, nous espérons réunir bientôt assez de faits et d'observations pour établir d'une manière positive ce que l'expérience de deux années a déjà constaté.

Paris, Typ. A. LEBON, rue des Noyers, 8

PARIS. — Imp. A. LEBON, rue des Noyers, 8.

www.ingramcontent.com/pod-product-compliance
Ingram Content Group UK Ltd.
Pitfield, Milton Keynes, MK11 3LW, UK
UKHW020454220726
13923UKWH00006B/2527